Fachbegriffe für Altenpflegerinnen und Altenpfleger

übersetzt von
Angelika Mayer, Ärztin,
Mathilde-Planck-Schule, Ludwigsburg
und
Dr. med. Winfried Stollmaier,
Oscar-Walcker-Schule, Ludwigsburg

3., überarbeitete Auflage

Holland + Josenhans
Handwerk und Technik

Hinweis für den Leser: Erkenntnisse in Pflege und Medizin entwickeln sich durch Forschung und klinische Erfahrungen ständig weiter. In diesem Werk wurde sorgfältig geprüft, dass alle Inhalte, insbesondere therapeutische Angaben, dem derzeitigen Wissensstand entsprechen. Für Änderungen und Fehler, die trotz sorgfältiger Überprüfung aller Angaben nicht völlig auszuschließen sind, wird keinerlei Verantwortung oder Haftung übernommen. Jeder Nutzer sollte anhand weiterer Informationsquellen überprüfen, ob es abweichende Angaben gibt und seine Entscheidungen in eigener Verantwortung treffen. Für die Vollständigkeit und Auswahl der aufgeführten Medikamente, Dosierungsanweisungen und Applikationsformen übernimmt der Verlag keine Gewähr. Jede Dosierung oder Applikation erfolgt auf Verantwortung des Benutzers.

Ein Markenzeichen kann warenrechtlich geschützt sein, ohne dass dieses besonders gekennzeichnet wurde.

ISBN 978-3-7782-5870-5

Holland + Josenhans GmbH & Co. KG, Postfach 10 23 52, 70019 Stuttgart
E-Mail: info@handwerk-technik.de, Internet: www.handwerk-technik.de

Umschlagabbildung: © Andrés Rodríguez, fotolia.com
Illustrationen: Grafische Produktionen Neumann, 97222 Rimpar
Satz: PER Medien+Marketing, 38102 Braunschweig
Druck: Elbe Druckerei Wittenberg GmbH, 06886 Lutherstadt Wittenberg

Vorwort

Viele Altenpflegerinnen und Altenpfleger haben Schwierigkeiten beim Lernen der Fachbegriffe. Um Ihnen die mühsame und zähe Lernarbeit ein wenig zu erleichtern, haben wir dieses Büchlein verfasst.

Das vorliegende Verzeichnis enthält ca. 500 wichtige Fachbegriffe.

In diesem Verzeichnis verbinden wir den Lernfeldgedanken mit einem sachlogischen Aufbau: in der Regel haben wir die Fachbegriffe nach Organsystemen geordnet (z. B. Blut- und Lymphsystem, Atmungssystem oder Nervensystem). Jedes Kapitel ist dann in die drei Abschnitte „Grundbegriffe, Anatomie", „Diagnostik, Therapie" und „Pathologie" unterteilt. Hier werden Begriffe zusammengenannt, die von ihrer Bedeutung her in der Lernsituation der Praxis zusammengehören (z. B. Systole – Diastole oder Hypertonie – Hypotonie). Das vereinfacht die Arbeit beim Lernen.

So können Sie sich während Ihrer Ausbildung in der Altenpflege die wichtigsten Fachbegriffe in kleinen Schritten aneignen. Vor Klassenarbeiten können Sie mit diesem Verzeichnis die Begriffe kurz wiederholen. Auch bei Ihrer Prüfungsvorbereitung im 3. Jahr können Sie mit diesem nützlichen Verzeichnis bestehende Wissenslücken bei den Fachbegriffen gezielt schließen.

Für Hinweise, Verbesserungsvorschläge und Anregungen sind wir Ihnen dankbar. Bitte schicken Sie diese an die Adresse des Verlages.

Beim Lernen der Fachbegriffe und für Ihre Abschlussprüfung wünschen wir Ihnen viel Erfolg.

Ludwigsburg

Angelika Mayer, Ärztin

Dr. med. Winfried Stollmaier

Inhaltsverzeichnis

Gerontologie

Gerontologie	Lehre vom Altern
~ Geronto-	Alter(s)-, z. B. in Gerontopsychiatrie
Interventions-gerontologie	alle Maßnahmen und Planungen zur Beeinflussung des Alterungsprozesses, z. B. Lebens- und Wohngestaltung
Validation	„Wertschätzung" (wörtlich: für gültig erklären): das sich Einfühlen in die Erlebniswelt verwirrter Menschen und der Umgang mit ihnen
Rollen	Verhaltenserwartungen an den Träger einer Position; z. B. an Altenpfleger: Verständnis für die Bedürfnisse alter Menschen
Normen	Verhaltensregeln, um bestimmte Werte zu erreichen
Werte	erstrebenswerte Ziele, die sich eine Gruppe selbst gibt
Rollenkonflikt	
• Intrarollenkonflikt	widersprüchliche Anforderungen an eine Rolle von verschiedenen Seiten Beispiel: Der Bewohner möchte, dass der Pfleger sich Zeit nimmt – der Chef möchte, dass möglichst viele Bewohner versorgt werden.
• Interrollenkonflikt	Konflikt zwischen den Erwartungen an verschiedene Rollen, die jemand gleichzeitig inne hat Beispiel: Die Kollegin möchte, dass man die Frühschicht übernimmt – aber das Kind zu Hause ist dann unversorgt.
Helfersyndrom	Häufig bei Menschen in sozialen Berufen, die ihre eigenen, unerfüllten Bedürfnisse nach Liebe und Wert-

	schätzung durch aufopferungsvolles Verhalten anderen Menschen gegenüber zu kompensieren versuchen, dabei aber bei diesen die Unselbständigkeit stark fördern
Burn-out	„Ausgebranntsein", totale körperliche und seelische Erschöpfung, oft in sozialen Berufen
Coping	Bewältigungsstrategien beim Umgang mit Konflikten/Anforderungen, z. B. „den Kopf in den Sand stecken"
Aggression	„Etwas mit Energie anpacken" (adgredi [lat.]= auf jemand zugehen); hauptsächlich in seinem zerstörerischen Aspekt gebraucht: beabsichtigtes Verhalten, das auf die Schädigung eines anderen Menschen oder einer Sache abzielt
Gewalt	schwere, häufig wiederholte Aggression mit dem Ziel, körperlich oder seelisch zu verletzen
• strukturelle Gewalt	indirekte Gewaltanwendung durch Strukturen, die die Entfaltung der Persönlichkeit behindern, z. B. feste Essens- und Schlafenszeiten im Heim
Gruppe	Zusammenschluss mehrerer Personen mit einem gemeinsamen Ziel und Regeln
• formelle Gruppe	Aufgabenorientierte Gruppe, die sich zu einem bestimmten Zweck zusammenfindet, z. B. Pflegeteam, VHS-Kurs
• informelle Gruppe	Sozial-emotional orientierte Gruppe, die gemeinsame Interessen hat. Die Beziehungen der Gruppenmitglieder untereinander sind persönlich und freundschaftlich, z. B. Kleintierzüchterverein.

Führungsstil	Drückt die Art und Weise aus, wie Mitarbeiter an Entscheidungsprozessen beteiligt werden.
• Autoritärer Führungsstil	Der Gruppenleiter gibt Anweisungen und überwacht die Durchführung. Er kontrolliert die Gruppe sehr stark. Die Gruppenmitglieder sind nur „Rädchen im Getriebe".
• Laisser-faire Führungsstil	Das Gegenteil des Autoritären: der Gruppenleiter hält sich weitgehend zurück und überlässt die Gruppe sich selbst.
• Kollegialer Führungsstil	Der Gruppenleiter führt, er ermöglicht jedoch den einzelnen Gruppenmitgliedern weitgehende Selbständigkeit in Planung und Durchführung ihrer Aufgaben.
• Führung durch die Gruppe selbst	Es gibt keinen Gruppenleiter, jedoch muss die Gruppe in der Lage sein, sich selbst zu führen, d. h. die Aufgaben und Rollen der einzelnen Gruppenmitglieder müssen jedem bewusst sein und auch diskutiert werden.
Kristalline Intelligenz	Erfahrungen, Wissen, Kenntnisse und Fertigkeiten, die ein Mensch besitzt; diese nimmt im Laufe des Lebens zu.
Flüssige (fluide) Intelligenz	Fähigkeit, sich rasch auf neue Situationen umzustellen, und Geschwindigkeit, Informationen aufzunehmen und zu verarbeiten; diese nimmt im Alter ab.
Motiv	Beweggrund des Handelns; z. B. Hunger → Essen
Motivation	Ein von Motiven gesteuerter Prozess, der abläuft bis das Ziel erreicht ist; z. B. Prozess der Nahrungsbeschaffung bei Hunger.

Extrinsische Leistungsmotivation	Das Leistungsmotiv entsteht von außen, d.h. durch finanzielle Anreize oder den Wunsch nach Lob und Anerkennung.
Intrinsische Leistungsmotivation	Das Leistungsmotiv entsteht in der Person selbst, durch Neugierde, Interesse und Spaß an der Sache.
Erfolgsorientierung	Gelerntes Verhalten, bei der sich die Person den Erfolg selbst zuschreibt („ich bin gut").
Misserfolgsorientierung	Gelerntes Verhalten, bei dem die Person jeden Misserfolg ihrer eigenen Unfähigkeit zuschreibt, jeden Erfolg aber dem Zufall („ich bin dumm").
Lernen	
Modelllernen	Lernen an einem Vorbild, das dieses Verhalten zeigt.
Operantes Konditionieren	„Verstärkungslernen": Lernen aus den Konsequenzen; z.B. durch eine Belohnung tritt ein Verhalten häufiger auf.
Klassisches Konditionieren	„Signallernen": Verknüpfung von Signalen mit Reflexen; z.B. die Mittagsglocke bewirkt eine vermehrte Magensekretion.
Alterstheorien	Versuchen Antworten zu geben auf die Frage, wie ein erfolgreiches Altern gelingt.
• Kontinuitätstheorie	Vertritt die Auffassung, dass der bisherige Lebensstil auch im Alter fortgesetzt werden soll; d.h. ein aktiver Mensch soll weiter aktiv leben, ein zurückgezogener Mensch soll seinen Stil weiterleben.
• Defizitmodell	Danach ist Altern verbunden mit Verlust. Diese Theorie betont all das, was im Alter nachlässt, wie z.B. die fluide Intelligenz.

• Ökologisches Modell	Die Umwelt (z. B. wirtschaftliche Bedingungen, Wohnumfeld, soziale Kontakte) bestimmt zusammen mit den persönlichen Fähigkeiten des alten Menschen seine Zufriedenheit.
• Kognitive Theorien	Hier steht der Denkprozess im Mittelpunkt: nicht die Situation bestimmt das Erleben, sondern das, was der alte Mensch über seine Situation denkt. Sein Denken bestimmt, wie er sich fühlt, d. h. ob er zufrieden ist oder nicht.
• Disengagement-Theorie	Der alte Mensch will sich zurückziehen, um eine Entlastung von Aufgaben für sich zu erreichen. Die Verminderung sozialer Kontakte bedeutet in diesem Sinne Freiheit von Verpflichtungen und Erwartungen.
• Aktivitätstheorie	Zufriedenheit im Alter ergibt sich durch aktives Tun. Der Mensch empfindet sich dadurch als leistungsfähig und fühlt sich nicht nutzlos (positives Selbstbild).
• Kompetenzmodell	Erfolgreiches Altern bedeutet neue Situationen erfolgreich zu bewältigen, indem man sich z. B. bei körperlichen Einschränkungen Unterstützung holt (Kompensation) und seine Aktivitäten der neuen Situation anpasst (Selektion).
SOK	**S**elektive **O**ptimierung mit **K**ompensation

Medizinische Fachgebiete und Grundbegriffe

Ärztliche Fachgebiete

Innere Medizin	Lehre von den inneren Erkrankungen
Internist	Facharzt für Innere Medizin
Kardiologie	Lehre von den Herz-Kreislauf-Erkrankungen
Gastroenterologie	Lehre von den Erkrankungen des Magen-Darm-Trakts
Hämatologie	Lehre von den Blutzellen und Blutkrankheiten
Pneumologie	Lehre von den Lungen- und Atemwegserkrankungen (auch: Pulmonologie)
Chirurgie	Lehre von der operativen Behandlung von Krankheiten
Anästhesiologie	Lehre von den Betäubungsverfahren (= Anästhesie)
Gynäkologie	Frauenheilkunde
Pädiatrie	Kinderheilkunde
Dermatologie	Lehre von den Hautkrankheiten
Orthopädie	Lehre von den Erkrankungen des Bewegungsapparates
Ophthalmologie	Augenheilkunde
Urologie	Lehre von den Nieren- und Harnwegserkrankungen
Pathologie	Krankheitslehre (der Ursachen, Krankheitsveränderungen, Symptome)
Radiologie	Lehre der Anwendung von Strahlen in Diagnostik und Therapie

Nuklearmedizin	Lehre der Anwendung von radioaktiven Teilchen (= Isotopen) in Diagnostik und Therapie
Neurologie	Lehre von den Nerven und Nervenkrankheiten
Psychiatrie	Lehre von den seelischen Erkrankungen, psychischen Störungen
Geriatrie	Lehre von den körperlichen und seelischen Erkrankungen im fortgeschrittenen Lebensalter

Andere Fachgebiete

Psychologie	Lehre vom inneren Erleben (Psyche = Seele) und Verhalten des Menschen, sowie von seinem Umgang mit anderen Menschen; keine ärztliche Gebietsbezeichnung!
Homöopathie	Heilverfahren mit stark verdünnten (= potenzierten) Arzneistoffen, begründet von S. Hahnemann, 1755–1843
Akupunktur	Heilbehandlung durch Einstechen von Nadeln an bestimmten Körperpunkten
Anatomie	Lehre vom Aufbau des Körpers
Physiologie	Lehre von den normalen Lebensvorgängen
Histologie	Lehre von den Geweben des Körpers
Zytologie	Lehre von der Zelle
Hygiene	Gesundheitsfürsorge

Medizinische Grundbegriffe

Anamnese	Vorgeschichte des Patienten
Symptom	Krankheitszeichen
Syndrom	Ein Muster von Symptomen, die eine gemeinsame Ursache haben (z. B. beim postthrombotischen Syndrom können Ödeme, Pigmentstörungen, Entzündungen, Narben und Geschwüre am Innenknöchel vorliegen).
Diagnose	Krankheitserkennung und Krankheitsbezeichnung
Therapie	Heilmaßnahmen, Krankheitsbehandlung
• stationär	ärztliche Behandlung im Krankenhaus
• ambulant	Behandlung ohne Aufnahme in ein Krankenhaus
• kurativ	heilend
• palliativ	krankheitsmildernd, aber ohne zu heilen
• kausal	auf die Krankheitsursachen gerichtet
• symptomatisch	auf die Symptome gerichtet (Gegensatz: kausal)
Prognose	voraussichtlicher Krankheitsverlauf
Prophylaxe	(auch: Prävention) Krankheitsvorbeugung
Rekonvaleszenz	Erholungsphase nach überstandener Krankheit
Rehabilitation	Wiedereingliederung in das berufliche und gesellschaftliche Leben
Rezidiv	Rückfall, Wiederaufflackern einer Krankheit

Untersuchungsmethoden

Inspektion	Betrachtung
Auskultation	Abhören
• Stethoskop	Hörrohr, zum Abhören von Herz- und Lungengeräuschen
Palpation	Abtastung
Perkussion	Abklopfen, zur Beurteilung des Klopfschalls

Apparative Diagnostik

Computertomographie	(= CT) Verfahren, bei dem mit Röntgenstrahlen Schichtaufnahmen des Körpers hergestellt werden
Kernspintomographie	(= MRT) Verfahren, bei dem mit starken Magnetfeldern Schichtaufnahmen des Körpers hergestellt werden
Sonographie	Untersuchungsverfahren mit Ultraschall; häufige Methoden: 1) B-Scan: auf einem Schwarz-Weiß-Bildschirm wird das Schnittbild eines Organs dargestellt 2) Doppler: Strömungsgeschwindigkeiten in Blutgefäßen werden hörbar oder sichtbar gemacht
Szintigraphie	Verfahren zur Darstellung von Organen und ihrer Funktion nach Einverleibung von radioaktiven Substanzen (= Isotope)

Richtungs- und Lagebezeichnungen

lateral	seitlich gelegen, zur Seite hin
medial	in der Mitte gelegen, zur Mitte hin
kranial	zum Kopf hin, nach oben
kaudal	zum unteren Körperende hin, nach unten
proximal	zur Körpermitte hin, körpernah
distal	von der Körpermitte weg, körperfern
ventral	zum Bauch hin, bauchwärts
dorsal	zum Rücken hin, an der Rückenseite
radial	daumenwärts (Radius: Speiche)
ulnar	kleinfingerwärts (Ulna: Elle)
zervikal	zur HWS gehörend
thorakal	zur BWS gehörend
lumbal	zur LWS gehörend
sakral	zum Kreuzbein gehörend

Zell- und Gewebelehre

Mitose	Zellteilung, findet in den Körperzellen statt
Chromosomen	Erbkörperchen: stark anfärbbare, fadenförmige Gebilde im Zellkern, Träger der Erbinformation (der Mensch hat 46 Chromosomen)
Gene	Träger der Erbanlagen in den Chromosomen
Nukleus	Zellkern: enthält die Chromosomen
Zellmembran	Außenwand der Zelle
Zytoplasma	Zellleib
Sekretion	Stoffabsonderung, z. B. von Hormonen durch Drüsenzellen
Resorption	Stoffaufnahme, z. B. von Nährstoffen durch Darmzellen

Allgemeine Krankheitslehre

Pathologie	Krankheitslehre
Biopsie	Gewebeentnahme
Obduktion	Leichenöffnung, auch: Autopsie, Sektion
Exitus	Tod
Degeneration	Verschleiß von Gewebe, z. B. Degeneration von Hirngewebe beim Morbus Alzheimer
Atrophie	Zellverkleinerung, Schrumpfung eines Organs, z. B. Atrophie der Haut im Alter
Hypertrophie	Vergrößerung einer Zelle, eines Organs, z. B. Herzmuskelhypertrophie durch Bluthochdruck
Multimorbidität	gleichzeitiges Auftreten mehrerer Krankheiten, z. B. Diabetes, Herzinsuffizienz und Gonarthrose
Infarkt	völliger Verschluss einer Arterie, führt zu O_2-Mangel und Gewebetod im betroffenen Organ
Nekrose	örtlich begrenzter Zell- oder Gewebetod
Ulkus	(Mz. Ulzera) Geschwür
Abszess	gut abgrenzbare Eiteransammlung im Gewebe
Empyem	Eiteransammlung in vorgebildeter Körperhöhle, z. B. in einem Gelenk

Tumor	1) Geschwulst, überschießende Wucherung von Zellen 2) Schwellung, ein Entzündungszeichen
• maligne	bösartig
• benigne	gutartig
Neoplasma	(= NPL) Neubildung von Gewebe, Tumor
Tumorterminologie (es gibt Ausnahmen)	
Karzinom	(= Ca) Bösartiger Tumor, vom Epithel- und Drüsengewebe ausgehend, z. B. Mammakarzinom, Prostatakarzinom
Adenom	Gutartiger Tumor, vom Epithel- und Drüsengewebe ausgehend, z. B. Mammaadenom, Prostataadenom
Sarkom	Bösartiger Tumor, vom Binde- und Stützgewebe ausgehend, z. B. Fibrosarkom, Liposarkom
-om *[Endung]*	Gutartiger Tumor, vom Binde- und Stützgewebe ausgehend, z. B. Fibrom, Lipom, Myom
Lymphom	Lymphknotentumor, gut- oder bösartig
Metastase	Absiedlung eines bösartigen Tumors mit Bildung einer Tochtergeschwulst

Stütz- und Bewegungsapparat

Grundbegriffe, Anatomie

Abdomen	Bauch
Thorax	Brustkorb
Extremitäten	Gliedmaßen, d. h. Arme und Beine
Atlas	erster Halswirbel, der „Träger"
Axis	zweiter Halswirbel, der „Dreher"
Kyphose	Krümmung der Wirbelsäule nach hinten; physiologisch: Brustkyphose
Lordose	Krümmung der Wirbelsäule nach vorne; physiologisch: Hals- und Lendenlordose
Interkostalraum	(= ICR) Zwischenrippenraum
Klavikula	Schlüsselbein
Sternum	Brustbein
Humerus	Oberarmknochen
Ulna	Elle
Radius	Speiche
Femur	Oberschenkelknochen
Tibia	Schienbein
Fibula	Wadenbein
Patella	Kniescheibe
Meniskus	Faserknorpelscheibe eines Gelenks zur Anpassung der Gelenkflächen
Periost	Knochenhaut
Symphyse	Schambeinfuge am Becken
Motorik	willkürliche, aktive Bewegungsvorgänge
Tonus	Spannung, z. B. Muskeltonus

Kontraktion	Zusammenziehen, z. B. eines Muskels
Bizeps	zweiköpfiger Oberarmmuskel (Beuger)
Trizeps	dreiköpfiger Oberarmmuskel (Strecker)
Agonist	Muskel mit gleichsinniger Wirkung (z. B. alle Oberarmbeugemuskeln)
Antagonist	Muskel mit gegensinniger Wirkung (z. B. Strecker und Beuger)
Glutäalmuskulatur	Gesäßmuskulatur, Ort für i. m.-Injektionen
Deltamuskel	Δ-förmiger Oberarmmuskel, Ort für i. m.-Injektionen

Diagnostik, Therapie

Arthroskopie	Spiegelung eines Gelenks

Pathologie

Trauma	Verletzung
Kontusion	Prellung, Quetschung, verursacht durch stumpfe Gewalt
Distorsion	Verstauchung: durch Zerrung der Gelenkbänder
Luxation	Verrenkung: durch Verschiebung zweier Knochen im verbindenden Gelenk
Fraktur	Knochenbruch
• Kallus	Bindegewebswucherung vom Periost ausgehend bei der Heilung eines Knochenbruches
Osteomyelitis	Knochenmarksentzündung
Osteoporose	Knochenschwund
Prolaps	Vorfall, z. B. Bandscheibenvorfall

Lumbago	„Hexenschuss", heftige, plötzlich einsetzende Rückenschmerzen z. B. bei Bandscheibenprolaps, Osteoporose, Knochenmetastasen
Hernie	Eingeweidebruch
Arthritis	Gelenksentzündung
Polyarthritis	Entzündung mehrerer Gelenke
Arthrose	Gelenkverschleiß, durch Abnutzung des Gelenkknorpels verursacht
• Koxarthrose	Verschleiß des Hüftgelenks, durch Knorpelabnutzung
• Gonarthrose	Verschleiß des Kniegelenks, durch Knorpelabnutzung
Rheuma	ungenaue Bezeichnung für Beschwerden am Halte- und Bewegungsapparat (Gelenke, Muskeln, Sehnen, Bänder) mit reißenden, ziehenden Schmerzen
Skoliose	krankhafte Verkrümmung der Wirbelsäule zur Seite
Kontraktur	Versteifung eines Gelenks, z. B. durch Immobilisation d. h. Bewegungsmangel

Blut- und Lymphsystem

Grundbegriffe

hämatogen	durch Ausbreitung auf dem Blutweg entstanden
Hämoglobin	roter Blutfarbstoff, bindet den Sauerstoff im Blut
Bilirubin	Gallenfarbstoff, Abbauprodukt des Blutfarbstoffs

Erythrozyten 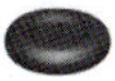	rote Blutzellen, transportieren den Sauerstoff
Leukozyten	weiße Blutzellen
• Granulozyten 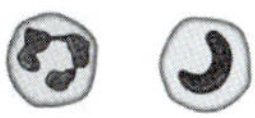 segment-kernige, stab-kernige	Untergruppe der weißen Blutzellen, fressen Fremdkörper (z. B. Bakterien) Je nach Anfärbbarkeit werden unterschieden: – neutrophile Granulozyten – eosinophile Granulozyten – basophile Granulozyten Der Kern dieser Blutzellen ist abhängig von ihrem Alter stabkernig (d. h. jung) oder segmentiert (d. h. älter).
• Lymphozyten 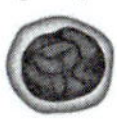	Untergruppe der weißen Blutzellen: bilden die Antikörper (B-Lymphozyten) oder zerstören körperfremde Zellen (T-Lymphozyten)
• Monozyten 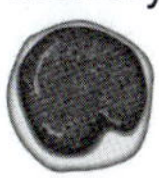	Untergruppe der weißen Blutzellen, fressen Fremdkörper (z. B. Bakterien)
Thrombozyten 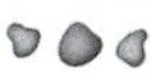	Blutplättchen, notwendig zur Blutstillung

Albumine	Gruppe von Bluteiweißen, dienen zum Transport und zur Wasserbindung
Globuline	Gruppe von Bluteiweißen, dienen zum Transport und zur Abwehr (z. B. Immunglobuline)
• Immunglobuline	Antikörper, die von den B-Lymphozyten gebildet werden
Fibrinogen, Prothrombin	Bluteiweiße, die zur Blutgerinnung nötig sind
Blutplasma	Blutflüssigkeit, d. h. Blut ohne Blutzellen
Blutserum	Blutplasma ohne Gerinnungsstoffe, d. h. Blut ohne Blutzellen und ohne Fibrinogen
Rhesusfaktor	Blutgruppenmerkmal
Agglutination	Verklumpung (z. B. von Erythrozyten)
Antigen	körperfremde Substanz (z. B. fremde Blutgruppe), die eine Abwehrreaktion des Körpers hervorruft
Antikörper	körpereigene Abwehrstoffe, die das schädigende Antigen unwirksam machen
Immunität	Unempfindlichkeit gegenüber bestimmten Krankheitserregern (z. B. nach durchgemachter Krankheit oder aktiver Impfung)
Lymphe	Zwischenzellflüssigkeit: eiweiß- und zellarm, aus Blutgefäßen ausgetreten, wird von Lymphgefäßen gesammelt und in den Lymphknoten gefiltert

Diagnostik, Therapie

Hämatologie	Lehre von den Blutzellen und Blutkrankheiten
Differenzialblutbild	Blutausstrich
BSG, BKS	Blutkörperchensenkungsgeschwindigkeit
Elektrophorese	Auftrennung der Bluteiweiße mit Hilfe von elektrischem Strom
Quick, INR, PTT	Tests zur Bestimmung der Aktivität von Blutgerinnungsfaktoren
Bluttransfusion	Blutübertragung in die Blutbahn des Patienten
Infusion	Einbringen von Flüssigkeiten in die Blutbahn

Pathologie

Hämolyse	Auflösung der roten Blutzellen
Hämaturie	Ausscheidung von Blut im Urin
Hämatom	Bluterguss
Anämie	Blutarmut, d. h. Mangel an Erythrozyten und Hämoglobin
• perniziöse Anämie	Blutarmut bedingt durch Vitamin-B_{12}-Mangel z. B. bei chronischer Gastritis oder nach Magenteilentfernung
Hyperämie	Blutfülle eines Organs, Mehrdurchblutung
Leukozytose	Vermehrung der weißen Blutzellen z. B. bei einer Infektion (über 10.000/mm^3)
Leukopenie	Verminderung der weißen Blutzellen (unter 4.000/mm^3)

Leukämie	überschießende und unkontrollierte Wucherung der weißen Blutzellen („Blutkrebs")
Thrombopenie	Verminderung der Blutplättchen
Thrombus	Blutpfropf
Thrombose	Blutpfropfbildung in den Gefäßen
Thrombophlebitis	oberflächliche Venenentzündung mit Thrombenbildung
Phlebothrombose	tiefe Venenthrombose: Gefahr einer Lungenembolie
Embolie	Verschluss eines Blutgefäßes durch einen eingeschwemmten Thrombus, Fetttröpfchen oder Luft
Allergie	krankhafte Überempfindlichkeitsreaktion des Körpers
Allergen	Stoff, der eine Allergie auslösen kann
anaphylaktischer Schock	Kreislaufversagen aufgrund einer schweren Überempfindlichkeitsreaktion auf z. B. Penicillin, Jod
Lymphadenitis	Lymphknotenentzündung
Lymphangitis	Lymphgefäßentzündung
Lymphödem	Flüssigkeitsansammlung im Gewebe durch Lymphstauung
Lymphom	Lymphknotentumor, kann gut- oder bösartig sein

Herz-Kreislaufsystem

Grundbegriffe, Anatomie

kardial	das Herz betreffend
Septum	Scheidewand, Zwischenwand
Ventrikel	Herzkammer
Herzklappen:	Ventilklappen, die ein zurückströmen des Blutes im Herzen verhindern, d.h. sie kanalisieren den Blutstrom.
• Mitralklappe	zweizipfelige Segelklappe zwischen Vorhof und Kammer, links
• Trikuspidalklappe	dreizipfelige Segelklappe zwischen Vorhof und Kammer, rechts
• Aortenklappe	Taschenklappe zwischen Aorta und Kammer, links
• Pulmonalklappe	Taschenklappe zwischen Lungenarterie und Kammer, rechts
Endokard (-itis)	Herzinnenhaut (-entzündung)
Myokard (-itis)	Herzmuskel (-entzündung)
Epikard	Herzaußenhaut
Perikard (-itis)	Herzbeutel (-entzündung)
Systole	Zusammenziehen, d.h. Kontraktion des Herzmuskels
Diastole	Erschlaffen des Herzmuskels
Arterie	Schlagader, führt Blut vom Herz weg
Vene	Blutader, führt Blut zum Herz hin
Arteriole	kleinste Arterie, die sich dann in Kapillaren verästelt
Kapillaren	feinste Haargefäße, dienen dem Stoffaustausch

Aorta	Hauptschlagader
Koronararterien	Herzkranzgefäße, versorgen den Herzmuskel mit Blut
Adrenalin	kreislaufwirksames Hormon aus dem Nebennierenmark

Diagnostik, Therapie

Kardiologie	Lehre von den Herz-Kreislauferkrankungen; auch ein Teilgebiet der Inneren Medizin
Elektrokardiogramm	(= EKG) Herzstromkurve: Aufzeichnung der elektrischen Erregungen, die durch die Herztätigkeit entstehen (Ruhe-, Belastungs-, Langzeit-EKG)
Antikoagulanzien	die Blutgerinnung hemmende Medikamente („Blutverdünner"), z. B. bei Patienten mit künstlichen Herzklappen oder bei Vorhofflimmern
Bypass	Überbrückung eines krankhaft verengten Gefäßes, z. B. bei einer Verengung der Herzkranzarterien

Pathologie

Hypertonie	Bluthochdruck; nach WHO (Weltgesundheitsorganisation) bei Werten über 140/90 mmHg
Hypotonie	zu niedriger Blutdruck, nach WHO bei Werten unter 105/60 mmHg
Frequenz	Häufigkeit pro Zeiteinheit (z. B. der Herzschläge)

Tachykardie	erhöhte Herzschlagfrequenz (über 100 /min)
Bradykardie	verlangsamte Herzschlagfrequenz (unter 60 /min)
Arrhythmie	unregelmäßige Herzschlagfolge
Extrasystole	zusätzlicher Herzschlag, kann das Symptom einer Herzerkrankung sein
Herzinsuffizienz	Herzleistungsschwäche, bedingt durch Schwäche des Herzmuskels
Asthma cardiale	anfallsartig auftretende Atemnot infolge Leistungsschwäche des Herzens
Herzdekompensation	Herzversagen, Leistungsabfall, bei dem Hilfs- und Ausgleichsfunktionen nicht mehr ausreichen, führt zu Lungenödem mit Atemnot, Beinödemen
Ödem	Flüssigkeitsansammlung im Gewebe
Schock	schweres Kreislaufversagen, unterschiedliche Ursachen können vorliegen (Blutverlust, Trauma, Myokardinfarkt, Allergie ...)
Zyanose	bläuliche Verfärbung der Haut infolge O_2-Mangels
Stenose	Verengung (z. B. eines Gefäßes)
Arteriosklerose	Arterienverkalkung, führt zur Verengung und Verhärtung der Gefäße
Koronare Herzkrankheit	(= KHK) infolge Verengung der Herzkranzgefäße ist die O_2-Versorgung des Herzmuskels ungenügend
• Angina pectoris	Brustenge (anfallsartiger Schmerz hinter dem Brustbein) infolge Verengung eines Koronargefäßes und damit ungenügender O_2-Versorgung des Herzmuskels
• Myokardinfarkt	abgestorbener Herzmuskelbezirk infolge Verschluss eines Koronargefäßes

Reanimation	Wiederbelebung durch Herzdruckmassage und Atemspende
Defibrillation	Beseitigung des Kammerflimmerns durch Elektroschocks auf den Herzmuskel
Varizen	Krampfadern
Varikose	Krampfaderleiden
Ulcus cruris	Unterschenkelgeschwür: häufig die Folge eines Krampfaderleidens durch die Stauung des venösen Blutes im Unterschenkelbereich

Atmungssystem

Grundbegriffe, Anatomie

Thorax	Brustkorb
Diaphragma	Zwerchfell
Pleura	Brustfell
Hilus	Lungenwurzel, Eintrittsstelle für Bronchien und Gefäße in die Lunge
Pharynx	Rachen
Larynx	Kehlkopf
Trachea	Luftröhre
Bronchien	zuleitende Atemwege
Alveolen	Lungenbläschen: Ort des Gasaustausches von O_2 und CO_2
Tonsillen	„Mandeln“, lymphatische Organe am Gaumen und am Rachendach
Respiration	Atmung
Inspiration	Einatmung
Exspiration	Ausatmung
Aspiration	1) Eindringen von Fremdmaterial in Atemwege oder Lunge beim Einatmen 2) Ansaugen von Luft oder Flüssigkeit (z. B. Blut mit Spritze)

Diagnostik, Therapie

Pneumologie	Lehre von den Lungen- und Atemwegserkrankungen (auch: Pulmonologie)
Bronchoskopie	endoskopische Untersuchung (Spiegelung) der Atemwege
Inhalation	Einatmung von Arzneimitteln als Aerosole oder Dämpfe
Spirometrie	Messung der Lungenfunktion

Pathologie

Sputum	Auswurf, Bronchialsekret
Dyspnoe	erschwerte Atmung, Atemnot
Rhinitis	Entzündung der Nasenschleimhaut, Schnupfen
Sinusitis	Entzündung der Nasennebenhöhlen
Pharyngitis	Rachenentzündung
Laryngitis	Kehlkopfentzündung
Tracheitis	Luftröhrenentzündung
Tracheotomie	Luftröhrenschnitt
Bronchitis	Entzündung der Luftwege (Bronchien)
Bronchiektasen	sackartige Erweiterungen der Bronchien, gehen mit chronischer Entzündung und Eiterbildung einher
Pneumonie	Lungenentzündung
Pneumothorax	Luft gelangt in Pleuraspalt (z. B. durch Verletzung des Thorax), Lunge sackt zusammen und wird nicht mehr belüftet
Angina tonsillaris	Mandelentzündung
Spasmus	Muskelkrampf
Asthma bronchiale	anfallsartig auftretende Atemnot infolge Einengung der Atemwege (Spasmen der glatten Bronchialmuskulatur mit Schleimhautödem und zähem Schleim)
Asthma cardiale	anfallsartig auftretende Atemnot infolge Blutstau bei Linksherzinsuffizienz („Herzasthma")
Emphysem	Lungenüberblähung
respiratorische Insuffizienz	ungenügende Leistung des Atmungssystems

COPD	**c**hronic **o**bstructive **p**ulmonary **d**isease (engl.): Sammelbegriff für die chronisch obstruktive Bronchitis und das obstruktive Lungenemphysem
Hyperventilation	verstärkte Atmung
Hyperventilationstetanie	schmerzhafte Muskelkrämpfe insb. im Gesichts- und Handbereich infolge psychogen verstärkter Atmung, die zu Verschiebungen des Blutcalciums führt
Silikose	Staublungenkrankheit durch Steinstaub
Tuberkulose	durch Mykobakterien hervorgerufene Infektionskrankheit, die meist die Lunge befällt (auch: Tbc, Morbus Koch, Schwindsucht)

Ernährung und Verdauungssystem

Grundbegriffe, Anatomie

Nährstoffe	Nahrungsbestandteile, die Energie liefern. Dazu zählen:
• Proteine	Eiweiße, bestehend aus Aminosäuren
• Kohlenhydrate	Zucker, bestehend aus Kohlenstoff und Wasser
• Lipide	Fette, bestehend aus Glyzerin und Fettsäuren
Aminosäuren	organische Säuren mit Aminogruppen: kleinster Baustein der Eiweiße
Glukose	Traubenzucker, ein Einfachzucker
Glykogen	„Muskelstärke": Mehrfachzucker aus Glukosemolekülen zur Glukosespeicherung in Leber- und Muskelzelle
Vitamine	lebensnotwendige Wirkstoffe in der Nahrung für den Stoffwechsel
Enzyme	biologische Katalysatoren, d. h. Eiweißmoleküle, die chemische Reaktionen im Körper beschleunigen
• Pepsin	eiweißspaltendes Enzym des Magens
• Amylase	kohlenhydratspaltendes Enzym der Mundspeicheldrüsen und der Bauchspeicheldrüse
• Trypsin	eiweißspaltendes Enzym der Bauchspeicheldrüse
• Lipase	fettspaltendes Enzym der Bauchspeicheldrüse

Resorption	Stoffaufnahme, z. B. von Nahrungsstoffen aus dem Darm (resorbieren = aufnehmen)
Sekretion	Absonderung, z. B. von Verdauungsenzymen in den Darm (sezernieren = absondern)
Peristaltik	wellenförmige, fortschreitende Muskelkontraktionen des Magen-Darm-Traktes zur Weiterbeförderung des Speisebreis
Ösophagus	Speiseröhre
Gaster, Venter	Magen
Duodenum	Zwölffingerdarm
Hepar	Leber
Pankreas	Bauchspeicheldrüse
Kolon	Dickdarm
Appendix	Wurmfortsatz, wurmförmiges Anhängsel am Blinddarm, dem Anfangfangsteil des Dickdarms
Sigma	s-förmiger Endteil des Dickdarms
Rektum	Enddarm
Anus	Darmausgang
Fäzes	Kot, Stuhl
Kolibakterien	im Darmbereich natürlicherweise vorkommende Bakterien, einige bilden das wichtige Vitamin K; Teil der „Darmflora"
Symbiose	Zusammenleben von Lebewesen zum gegenseitigen Nutzen, z. B. Vitamin K-bildende Kolibakterien im Dickdarm des Menschen

Diagnostik, Therapie

Gastroenterologie	Lehre der Erkrankungen des Magen-Darm-Traktes und ihre Behandlung
Endoskopie	Spiegelung der Körperhöhlen und innerer Organe
• Gastroskopie	Magenspiegelung
• Koloskopie	(auch: Kolonoskopie) Dickdarmspiegelung
• Rektoskopie	Enddarmspiegelung
• Proktoskopie	Spiegelung des unteren Rektumabschnitts und des Anus
• Laparoskopie	Spiegelung der Bauchhöhle und der Bauchorgane, vor allem der Leber, Galle und Milz
Sonographie	Untersuchungsverfahren mit Ultraschall, z. B. der Leber, der Galle und des Pankreas
Spasmolytika	krampflösende Medikamente
Laxanzien	Abführmittel

Pathologie

Adipositas	Fettsucht
Diarrhö	Durchfall
Obstipation	Verstopfung
Meteorismus	Blähung durch Gasansammlungen im Darm
Kolik	heftiger, krampfartiger Schmerzanfall in Hohlorganen
Spasmus	Muskelkrampf, z. B. der Darmmuskulatur

Aszites	„Bauchwassersucht": Ansammlung von klarer Flüssigkeit im Bauchraum, z. B. bei Herzleistungsschwäche, Leberfunktionsstörung, Krebsbefall des Bauchfells
Ikterus	Gelbsucht, verursacht durch Ablagerung von Gallenfarbstoffen in der Haut
Bilirubin	Gallenfarbstoff, Abbauprodukt des Hämoglobins
Hernie	Eingeweidebruch, Lücke in der Bauchwand
Ileus	Darmverschluss
Perforation	Durchbruch, z. B. eines Magengeschwürs in die offene Bauchhöhle
Metastase	Tochtergeschwulst, Absiedlung eines bösartigen Tumors, z. B. Lebermetastasen eines Rektumkarzinoms
Inkontinenz	Unvermögen, Stuhl oder Harn zu halten
Karies	Zahnfäule
Parodontose	Zahnfleischschwund
Soor	Infektion mit dem Pilz Candida albicans, häufig im Mundbereich
Parotitis	Entzündung der Ohrspeicheldrüse
Gastritis	Magenschleimhautentzündung
Ulcus ventriculi	Magengeschwür
Ulcus duodeni	Zwölffingerdarmgeschwür
Enteritis	Dünndarmentzündung
Gastroenteritis	Magen-Darm-Entzündung
Kolitis	Dickdarmentzündung

Appendizitis	Entzündung des Wurmfortsatzes, („Blinddarmentzündung") mit Unterbauchschmerzen, Leukozytose, Fieber (Unterschied rektal – axillar größer als 1 °C)
• rektal	im Mastdarm, z. B. Temperatur messen
• axillar	unter der Achsel, z. B. Temperatur messen
Appendektomie	operative Entfernung des Wurmfortsatzes
Hepatitis	Leberentzündung, oft durch Viren (A, B, C, D, E) verursacht
Leberzirrhose	narbige Schrumpfung der Leber, Leberverhärtung
Leberkoma	(= Coma hepaticum) Bewusstlosigkeit aufgrund einer schweren Leberfunktionsstörung
Cholezystitis	Gallenblasenentzündung
Cholezystolithiasis	Gallenblasensteinleiden
Cholezystektomie	operative Entfernung der Gallenblase
„Gallenkolik"	heftigste krampfartige Schmerzen im rechten Oberbauch, verursacht durch einen Gallenstein, der den Gallefluss in den Gallengängen behindert
Peritonitis	Bauchfellentzündung
„Akutes Abdomen"	plötzliche, starke Bauchschmerzen mit bretttharter Bauchdecke infolge der reflektorischen Abwehrspannung der Bauchdecke: Ursache ist meist eine lebensbedrohliche Erkrankung (Peritonitis, Darmperforation, Ileus)
Pankreatitis	Entzündung der Bauchspeicheldrüse
Hämorrhoiden	Krampfadern am Enddarmausgang
Stoma	künstlicher Darmausgang (auch: Anus praeter)

Harnsystem

Grundbegriffe, Anatomie

renal	die Niere betreffend, zu den Nieren gehörend
Glomerulus	Gefäßknäuel, z. B. Gefäßknäuel in der Nierenrinde (Nierenkörperchen)
Tubulus	Röhrchen, z. B. Nierenkanälchen im Nierenmark
Nierenhilus	Eintrittsstelle für Gefäße und Nerven und Harnleiterabgang in der Niere
Ureter	(Mz. Ureteren) Harnleiter
Urethra	Harnröhre
Miktion	Harnlassen, Blasenentleerung

Diagnostik, Therapie

Urologie	Lehre von den Nieren- und Harnwegserkrankungen
Katheter	röhrenförmiges Instrument zum Einführen in Körperöffnungen, z. B. zum Ableiten von Urin aus der Blase (Maßeinheit für die Dicke: 1 Charrière = 1/3 mm)
Zystoskopie	Spiegelung der Harnblase mit dem Endoskop
(Hämo)Dialyse	Blutwäsche: Entfernung von harnpflichtigen Stoffen (z. B. Harnstoff, Kreatinin) aus der Blutbahn mit der sog. künstlichen Niere nach dem Prinzip der Membrandiffusion
Diuretika	harntreibende Medikamente

Pathologie

Glukosurie	Ausscheidung von Zucker mit dem Harn
Hämaturie	Ausscheidung von Blut mit dem Harn
Ketonurie	Ausscheidung von Ketonen, z. B. Azeton, mit dem Harn
Proteinurie	Ausscheidung von Eiweiß mit dem Harn
Polyurie	Übermäßige Harnausscheidung, z. B. bei Diabetes
Dysurie	schmerzhafte, erschwerte Harnentleerung
Nephritis	Nierenentzündung
Pyelonephritis	gleichzeitige Entzündung von Nierenbecken und Niere
Glomerulonephritis	vorwiegend die Glomeruli ergreifende Nierenentzündung
Zystitis	Harnblasenentzündung
Nephrolithiasis	Nierensteinleiden
„Nierenkolik"	heftigste, krampfartige Schmerzen im Lendenbereich, in die Leistengegend ausstrahlend, beim Wandern eines Nierensteins
Niereninsuffizienz	Leistungsschwäche der Nieren
Nierenkoma	(= Coma urämicum) Bewusstlosigkeit aufgrund einer mangelhaften Entgiftungsfunktion der Nieren
Urämie	Harnvergiftung bei ausgeprägter Leistungsschwäche der Nieren
Inkontinenz	Unfähigkeit, Harn oder Stuhl zu halten

Sinnessystem, Haut

Rezeptor	1) Zelle zur Aufnahme bestimmter Reize (Sinneszelle) wie Licht, Wärme, Kälte, Schmerz 2) Molekülkomplex an der Zelloberfläche zur Aufnahme von Botenstoffen (z. B. Hormone), die die Funktionen des Körpers steuern

Augen

Ophthalmologie	Augenheilkunde
Konjunktiva	Bindehaut
Konjunktivitis	Bindehautentzündung
Kornea	Hornhaut des Auges
Sklera	Lederhaut des Auges
Iris	Regenbogenhaut
Pupille	Sehloch
Retina	Netzhaut
Macula lutea	gelber Fleck am Augenhintergrund (= Augenfundus): Stelle des schärfsten Sehens
Papille	Blinder Fleck im Augenfundus: Austrittsstelle des Sehnervs; bei Hirntumoren sieht man eine Stauungspapille
Fundus	Augenhintergrund
Akkommodation	Anpassung an Nah-und Fernsehen durch Änderung der Brechkraft der elastischen Linse
Adaptation	Anpassung an Hell und Dunkel durch Änderung der Pupillenweite

Myopie	Kurzsichtigkeit, Augapfel zu lang (Korrektur mit Konkavglas)
Hyperopie	Weitsichtigkeit, Augapfel zu kurz (Korrektur mit Konvexglas)
Presbyopie	Altersweitsichtigkeit (ca. ab 40. bis 45. Lebensjahr), infolge nachlassender Elastizität der Linse
Astigmatismus	Stabsichtigkeit, infolge fehlerhafter Wölbung der Hornhaut
Strabismus	Schielen
Glaukom	„Grüner Star": Erhöhung des Augeninnendrucks
Katarakt	„Grauer Star": Linsentrübung
Dioptrie	(= dpt) Maßeinheit für die Brechkraft einer Linse

HNO

HNO	Hals-Nasen-Ohren-Heilkunde
Otoskop	Ohrspiegel
Zerumen	Ohrschmalz
Otitis externa	Entzündung des äußeren Ohres, d. h. der Ohrmuschel und des Gehörgangs
Otitis media	Mittelohrentzündung
Tinnitus	Ohrengeräusche, verursacht durch Erkrankungen des Ohrs, des Hörnervs oder des Blutkreislaufs
Vertigo	Schwindel
Presbyakusis	Altersschwerhörigkeit

Haut

Dermatologie	Lehre von den Hautkrankheiten
Kutis	Haut (umfasst Epidermis und Korium)
• Epidermis	Oberhaut (bestehend aus Horn- und Keimschicht)
• Korium	Lederhaut
• Subkutis	Unterhautgewebe
epikutan	auf die Haut (z. B. Epikutantest bei Kontaktallergie)
subkutan	unter die Haut (z. B. s. c.-Injektion von Insulin oder Heparin)
intrakutan	in die Haut hinein (z. B. Prick-Test, Scratch-Test bei Allergie)
perkutan	durch die Haut
Dermatitis	Hautentzündung
Ekzem	Juckflechte, d. h. juckende, nicht ansteckende Hautentzündung
Exanthem	Ausschlag, z. B. fleckiger Hautausschlag bei Masern, Röteln
Mykose	Pilzerkrankung
Atherom	Grützbeutel, Talgzyste
Lipom	gutartige Geschwulst des Fettgewebes
malignes Melanom	bösartige Geschwulst von Pigmentzellen der Haut ausgehend, „schwarzer Hautkrebs"
Furunkel	tiefgreifende, eitrige Entzündung eines Haarbalges und seiner Umgebung
Psoriasis	Schuppenflechte
Dekubitus	„Wundliegen" durch erhöhten Druck auf einen umschriebenen Hautbezirk
Dekubitalulkus	„Druckgeschwür" (Mz. Dekubitalulzera)

Nervensystem

Grundbegriffe, Anatomie

Anatomische Gliederung:

zentrales Nervensystem	(= ZNS) umfasst Gehirn und Rückenmark
peripheres Nervensystem	die Leitungsbahnen außerhalb des ZNS, d. h. die Hirn- und Rückenmarksnervenpaare

Funktionelle Gliederung:

motorisches Nervensystem	steuert die willkürlichen, aktiven Muskelbewegungen
sensibles Nervensystem	nimmt Reize (Empfindungen) auf und leitet sie weiter
vegetatives Nervensystem	(auch: autonomes Nervensystem) unterliegt nicht dem Willen, steuert die Funktion der inneren Organe
Sensibilität	Fähigkeit äußere Reize aufzunehmen (z. B. Hautnerven, Sinnesorgane)
Motorik	willkürliche, aktive Bewegungen (z. B. Bizepsmuskel bewegen)
Motilität	vegetative, reflektorisch gesteuerte Bewegungen (z. B. die Bewegung der Darmmuskulatur)
Reflex	motorische Antwort eines Muskels auf einen sensiblen Reiz ohne Beteiligung des Großhirns, z. B. Dehnung der Kniescheibensehne → Kontraktion der Oberschenkelstreckmuskeln
zerebral	das Gehirn betreffend
Kognition	Denken, Denkprozess
kognitiv	das Denken betreffend

Ventrikel	Kammer, z.B. die mit Liquor gefüllten vier Hirnkammern
Liquor cerebrospinalis	Flüssigkeit in Gehirn und Rückenmark, „Nervenwasser"
Ischiasnerv	größter peripherer Nerv („Hüftnerv"): versorgt Muskeln und Haut z.T. am Oberschenkel und am gesamten Unterschenkel

Diagnostik, Therapie

Neurologe	Arzt für Nervenkrankheiten
Psychiater	Arzt für seelische Krankheiten
Psychologe	meist Diplompsychologe, kein Arzt (!), befasst sich mit dem zwischen- und innermenschlichen Erleben und Verhalten; die Kosten einer Psychotherapie oder Beratung durch einen anerkannten sog. „psychologischen Psychotherapeuten" werden von den gesetzlichen Krankenkassen unter bestimmten Voraussetzungen übernommen
Elektroenzephalogramm	(= EEG) Aufzeichnung des Verlaufes der Hirnaktionsströme
Lumbalpunktion	Entnahme von Liquor (Nervenwasser) zwischen dem 3. und 4. Lendenwirbel, zur Diagnostik einer Blutung oder Entzündung im Gehirn oder Rückenmark
Neurologischer Status	Untersuchungsergebnis der Prüfung auf Motorik, Sensibilität und Reflexe
Psyche	subjektive, innere Vorgänge (Psyche = Seele), gegenüber den objektiven, organischen Abläufen (Soma = Körper)
Psychosomatik	Richtung der Medizin, die besonders den Einfluss des Seelischen auf körperliche Erkrankungen verfolgt

Psychotherapie	Behandlungsmethode, die eine direkte psychische Beeinflussung erzielen will (z. B. Gesprächstherapie, Verhaltenstherapie, Psychoanalyse)
Psychopharmaka	Medikamente, die gestörte psychische Funktionen therapeutisch beeinflussen (Neuroleptika, Antidepressiva, Tranquilizer u. a.)

Pathologie

Neuralgie	Schmerz im Versorgungsgebiet eines Nervens
Neuritis	Nervenentzündung
Polyneuropathie	Erkrankung vieler peripherer Nerven, mit Gefühlsstörungen und später Lähmungen v.a. an Händen und Füßen, häufig durch Diabetes mellitus oder Alkohol verursacht
Meningitis	Hirnhautentzündung
Enzephalitis	Gehirnentzündung
Commotio cerebri	Gehirnerschütterung (auch: leichtes Schädel-Hirn-Trauma)
Parese	unvollständige Muskellähmumg, Erschlaffung
Epilepsie	„Fallsucht", zerebrale Krampfanfälle z. B. mit Bewusstlosigkeit und tonisch-klonischen Muskelkrämpfen
Apoplex	Schlaganfall infolge eines Verschlusses oder einer Blutung einer Hirnarterie
TIA	**T**ransitorisch-**i**schämische **A**ttacke: Vorübergehende Mangeldurchblutung des Gehirns, spätestens nach 24 Stunden bilden sich die Symptome zurück

Morbus	Krankheit; es folgt dann meist der Eigenname des Erstbeschreibers dieser Erkrankung (z. B. James Parkinson, Chirurg, 1755–1824)
Morbus Parkinson	„Schüttellähmung": Erkrankung des Mittelhirns, Mangel an Dopamin, führt zu Verlangsamung aller Bewegungen, Muskelstarre und Muskelzittern
Tremor	Muskelzittern
Multiple Sklerose	(= MS) Erkrankung des ZNS, bei der es zum Zerfall der Markscheiden der Nerven kommt; führt zu spastischen Lähmungen sowie zu Störungen des Gleichgewichts, der Sensibilität, der Blase und des Mastdarms (auch: Enzephalomyelitis disseminata)
Abusus	Missbrauch, z. B. von Alkohol, Medikamenten
Delir	Symptomatische Psychose mit Bewusstseinsstörung, Unruhe und Verkennung der Umgebung
Suizid	Selbsttötung
Demenz	Hirnleistungsschwäche: Verlust erworbener geistiger und intellektueller Fähigkeiten
Morbus Alzheimer	häufigste Form der Altersdemenz
Agnosie	Unvermögen, Alltagsgegenstände wiederzuerkennen, z. B. einen Kamm oder eine Tasse
Apraxie	Unvermögen, gewohnheitsmäßige Handlungen durchzuführen, z. B. sich ankleiden
Aphasie	Sprachunvermögen, in verschiedenen Ausprägungen auftretend bis zum völligen Sprachverlust

Apallisches Syndrom	Zustand bei Funktionsausfall der Großhirnrinde durch verschiedene Ursachen
Neurose	Störung der Erlebnisverarbeitung, Fehlentwicklung der Persönlichkeit, die mit Angst, Depression, Zwängen u. a. reagieren kann
Psychose	krankhafte Störung psychischer Funktionen, seelische Krankheit
Schizophrenie	„Gespaltenes Irresein": ICH-Störung mit Wahnvorstellungen
Affektive Störungen	Oberbegriff für depressive und manische Störungen sowie deren Mischformen (bipolare Störungen)
• Depression	„Niedergeschlagenheit": Störung des Denkens, Fühlens und des Antriebs, oft verbunden mit Schlafstörungen und anderen körperlichen Symptomen
• Manie	„Wahn": Das Gegenstück zur Depression mit gehobener Stimmung, Antriebssteigerung, Redefluss oder Selbstüberschätzung

Hormonsystem

Hormone	„Botenstoffe", körpereigene Wirkstoffe, regulieren bereits in geringen Mengen Stoffwechsel und Organfunktionen

Hypophyse kontrolliert die Hormondrüsen

Hypophyse	Hirnanhangsdrüse
Hypophysenvorderlappen	„Drüsenteil" der Hypophyse, produziert vor allem Hormone, die andere Drüsen steuern: – FSH: Follikel stimulierendes Hormon – LH: Luteinisierendes Hormon – TSH: Schilddrüsen stimulierendes Hormon – ACTH: Nebennierenrinden stimulierendes Hormon
Hypophysenhinterlappen	„Hirnteil" der Hypophyse, speichert vor allem Hormone, die Niere und Kreislauf beeinflussen: – ADH: Antidiuretisches Hormon (vermindert die Harnausscheidung)

Schilddrüse steuert Stoffwechsel, Entwicklung

Thyroxin	jodhaltiges Schilddrüsenhormon, steigert Stoffwechsel, fördert Wachstum und geistige Entwicklung
Hyperthyreose	Überfunktion der Schilddrüse
Thyreostatika	(Ez. Thyreostatikum) Medikamente zur Behandlung einer Überfunktion der Schilddrüse
Hypothyreose	Unterfunktion der Schilddrüse
Struma	„Kropf", Schilddrüsenvergrößerung

Schilddrüsen-C-Zellen steuern Calcium-Stoffwechsel

Calcitonin	Hormon der C-Zellen in der Schilddrüse, senkt den Calciumspiegel im Blut

Nebenschilddrüsen steuern Calcium-Stoffwechsel

Parathormon	Hormon der Nebenschilddrüse (Epithelkörperchen), hebt den Calciumspiegel im Blut

Nebennierenmark steuert Kreislauf, Stoffwechsel

Adrenalin	Hormon des Nebennierenmarks, „Stresshormon", steigert die Herzleistung, hebt Blutzucker, erhöht Energieumsatz

Nebennierenrinde steuert Elektrolyt-, Kohlenhydratstoffwechsel

Kortikosteroide	Hormone der Nebennierenrinde (= NNR)
• Mineralokortikoide	NNR-Hormone, die den Wasser- und Salzhaushalt beeinflussen. Hauptvertreter: Aldosteron
• Glukokortikoide	NNR-Hormone, die den Kohlenhydratstoffwechsel beeinflussen. Hauptvertreter: Cortisol

Langerhans'sche Inseln des Pankreas	steuern Blutzucker, Kohlenhydratstoffwechsel
Pankreas	Bauchspeicheldrüse: einzelne Zellinseln im Pankreas (= Langerhans'sche Inseln), bilden die beiden wichtigen Hormone Insulin und Glukagon
Insulin	Hormon der Inselzellen (B-Zellen), senkt den Blutzucker
Glukagon	Hormon der Inselzellen (A-Zellen), hebt den Blutzucker an
Glukose	Traubenzucker
Diabetes mellitus	Zuckerkrankheit (die beiden häufigsten Formen sind der Typ 1- und Typ 2-Diabetes)
Hyperglykämie	erhöhter Blutzuckerspiegel (nüchtern über 126 mg% venös)
diabetisches Koma	Bewusstlosigkeit bei Überzucker
Ketonurie	Ausscheidung von Ketonkörpern, z. B. Azeton, mit dem Harn
Glukosurie	Ausscheidung von Zucker mit dem Harn
Polyurie	vermehrte Harnausscheidung (kann durch hohen Blutzucker bedingt sein)
Hypoglykämie	zu niedriger Blutzuckerspiegel (unter 50 mg%)
hypoglykämisches Koma	(= hypoglykämischer Schock) plötzliche Bewusstlosigkeit bei Unterzucker; Frühsymptome sind kalter Schweiß, Blässe, Zittern, Herzklopfen, Hunger, Verwirrtheit

Geschlechtsorgane

Grundbegriffe, Anatomie

Genitalien	Geschlechtsorgane
Bei der Frau:	
Adnexe	zusammenfassende Bezeichnung für Eileiter und Eierstöcke
Ovar	Eierstock (Mz. Ovarien)
Tube	Eileiter (Mz. Tuben), auch Tuba uterina genannt
Uterus	Gebärmutter
• Endometrium	Schleimhaut der Gebärmutter
• Myometrium	Muskelschicht der Gebärmutter
• Korpus	Gebärmutterkörper
• Zervix	Gebärmutterhals
Vagina	Scheide
Vulva	äußeres Geschlechtsteil der Frau: große und kleine Schamlippen, Kitzler, Bartholin-Drüsen, Scheidenvorhof
Mamma	Brust (Mz. Mammae)
Symphyse	Verbindung der beiden Schambeine, Schamfuge
Pubertät	Beginn der Geschlechtsreife
Menarche	erste Monatsblutung
Menopause	letzte Monatsblutung
Klimakterium	Wechseljahre (infolge nachlassender Hormonbildung durch die Eierstöcke der Frau treten Veränderungen auf)

Zyklus	periodische Wiederkehr, z. B. von Eisprung und Regelblutung
Ovulation	Eisprung
Menstruation	monatliche Regelblutung, Periode
Östrogene	Follikelhormone der Eierstöcke
Gestagen	Gelbkörperhormon, erhält die Schwangerschaft. Das wichtigste Gestagen ist das Progesteron
Beim Mann:	
Penis	männliches Glied
Prostata	Vorsteherdrüse
Testosteron	männliches Geschlechtshormon, im Hoden gebildet
Sperma	Samen, d. h. Samenzellen und Samenflüssigkeit

Diagnostik, Therapie

Gynäkologie	Frauenheilkunde
Spekulum	„Spiegel" zur gynäkologischen Untersuchung (Mz. Spekula)
Mammographie	röntgenologische Darstellung der Brust
Kürettage	Ausschabung der Gebärmutter mit einer Kürette (auch: Abrasio)

Pathologie

Bei der Frau:

Vulvitis	Entzündung des äußeren Geschlechtsteils der Frau
Myom	gutartiger Tumor des Muskelgewebes, z. B. in der Muskelschicht der Gebärmutter
Korpuskarzinom	bösartiger Tumor des Gebärmutterkörpers, ausgehend von der Gebärmutterschleimhaut
Fluor vaginalis	Ausfluss aus der Scheide aufgrund verschiedener Ursachen (Infektionen, Tumore u. a.)

Beim Mann:

Prostataadenom	Vergrößerung der Vorsteherdrüse durch gutartige Gewebeneubildung
Prostatakarzinom	Bösartiger Tumor der Vorsteherdrüse

Infektionslehre und Hygiene

Infektionslehre

Infektion	Eindringen von Krankheitserregern in den menschlichen Organismus und ihre Vermehrung in ihm
Inkubationszeit	Zeit zwischen dem Eindringen der Krankheitserreger und dem Ausbruch der Infektionskrankheit
Immunisierung	Bildung von Antikörpern nach Kontakt mit Antigen durch Impfung oder durchgemachte Krankheit
• aktive I.	Gabe von abgeschwächten oder abgetöteten Erregern bzw. Toxinen (= Antigene): das Immunsystem bildet dann selbst (= aktiv) Antikörper
• passive I.	Gabe von Antikörpern: dabei wird das Immunsystem nicht tätig (= passiv)
• simultane I.	„gleichzeitige" aktive und passive Immunisierung (z. B. Tetanusprophylaxe)
Immunität	Unempfindlichkeit gegenüber bestimmten Krankheitserregern, (z. B. nach durchgemachter Krankheit oder aktiver Impfung)
Antigen	körperfremde Substanz, die eine Abwehrreaktion des Körpers hervorruft
Antikörper	körpereigene Abwehrstoffe, die das schädigende Antigen unwirksam machen
Sepsis	Allgemeininfektion mit in die Blutbahn eingeschwemmten Mikroorganismen, „Blutvergiftung"

Pyrogene	Fiebererzeugende Substanzen, werden u. a. beim Zerfall von weißen Blutkörperchen frei
Toxin	von Mikroorganismen, meist Bakterien gebildete Giftstoffe, z. B. Diphtherie-Toxin, Tetanus-Toxin
Tetanus	„Wundstarrkrampf": bakterielle Infektionskrankheit, die zur Muskelstarre führt → Atemstillstand
Influenza	Die echte Grippe, verursacht durch Viren

Hygiene

Mikroorganismen	Kleinste Lebewesen, dazu zählen:
• Bakterien	Einzellige Kleinlebewesen, vermehren sich durch Teilung
• Viren	Die kleinsten Mikroorganismen, bestehen aus Nukleinsäure und Eiweißmantel, können sich nur in lebenden Zellen vermehren
• Pilze	Haben einen Zellkern, Vermehrung durch Sprossung oder Sporen
• Protozoen	Einzeller, z. B. Malaria-Plasmodien, Amöben, Toxoplasmen
bakteriostatisch	die Vermehrung von Bakterien hemmend
bakterizid	Bakterien abtötend
fungizid	Pilze abtötend
Resistenz	Widerstandsfähigkeit (z. B. von Bakterien gegen Antibiotika)
Desinfektion	Verminderung von Krankheitskeimen
Sterilisation	Abtötung aller Mikroorganismen und Sporen, d. h. völlige Keimfreiheit

steril	völlig keimfrei
Autoklav	Dampfdrucksterilisator
Antisepsis	Maßnahmen zur chemischen Bekämpfung von Infektionen
Asepsis	Maßnahmen zur Verhütung von Infektionen
Kontamination	Verunreinigung durch Kontakt mit keimhaltigem Material, z. B. von Händen oder Flächen mit Eiter

Arzneimittellehre und Behandlungspflege

Arzneimittellehre

Analgetika	(Ez. Analgetikum) schmerzlindernde Medikamente
Antibiotika	(Ez. Antibiotikum) gegen Bakterien wirksame Medikamente
Antimykotika	(Ez. Antimykotikum) Medikamente gegen Pilze
Antihistaminika	(Ez. Antihistaminikum) Medikamente mit antiallergischer und juckreizstillender Wirkung
Antiemetika	(Ez. Antiemetikum) den Brechreiz hemmende Medikamente
Antiphlogistika	Medikamente gegen Entzündungen, z.B. Diclofenac, Ibuprofen oder Kortikoide
Antikoagulanzien	die Blutgerinnung hemmende Medikamente, dienen der „Blutverdünnung" z.B. Heparin, Marcumar
Antitussiva	hustendämpfende Medikamente
Sekretolytika	schleimlösende Medikamente
Diuretika	(Ez. Diuretikum) harntreibende Medikamente
Laxanzien	Abführmittel
Sedativa	(Ez. Sedativum) Beruhigungsmittel
Spasmolytika	(Ez. Spasmolytikum) krampflösende Medikamente
Zytostatika	(Ez. Zytostatikum) Medikamente, die die Zellteilung hemmen, eingesetzt zur Krebsbehandlung – oft gleichbedeutend mit Chemotherapie

Psychopharmaka	Medikamente, die gestörte psychische Funktionen therapeutisch beeinflussen (Neuroleptika, Antidepressiva, Tranquilizer u. a.)
• Neuroleptika	(Ez. Neuroleptikum) Medikamente zur Beeinflussung des Wahns, aber auch zur Beseitigung von Unruhezuständen
• Antidepressiva	(Ez. Antidepressivum) stimmungsaufhellende Medikamente, die antriebssteigernd oder -hemmend wirken können
• Tranquilizer	Angst- und spannungslösende Medikamente, meist aus der Gruppe der Benzodiazepine
Kontraindikation	Gegenanzeige, d. h. Grund, medizinische Maßnahmen nicht anzuwenden, z. B. bestimmte Medikamente bei Älteren mit Nieren- und Leberschädigung
Indikation	Heilanzeige, d. h. Grund für die Anwendung von medizinischen Maßnahmen, z. B. Appendizitis ist eine OP-Indikation
Compliance	Bereitschaft des Patienten, bei der Behandlung mitzuarbeiten, z. B. ob er seine Tabletten zuverlässig einnimmt
oral	durch den Mund (z. B. Tabletten einnehmen)
enteral	über den Magen-Darm-Trakt zugeführt (z. B. enterale Sondenernährung)
parenteral	unter Umgehung des Magen-Darm-Traktes zugeführt (z. B. intravenöse Injektion)
rektal	im oder über den Mastdarm (z. B. Zäpfchen einführen)

transdermal	durch die Haut; **T**ransdermales **t**herapeutisches **S**ystem (= TTS): durch die unverletzte Haut können über Pflaster Wirkstoffe, z. B. Opiate verabreicht werden

Injektionsarten

parenteral	unter Umgehung des Magen-Darm-Traktes zugeführt (z. B. durch Injektion oder Infusion)
Infusion	Einfließenlassen von Flüssigkeit in Blutbahn oder Gewebe
Injektion	Einspritzung
• intrakutan	in die Haut
• subkutan	(= s. c.) unter die Haut
• perkutan	durch die Haut
• intramuskulär	(= i. m.) in den Muskel
• intraglutäal	in den großen Gesäßmuskel
• intravenös	(= i. v.) in die Vene, d. h. Blutader
• intraarteriell	in die Arterie, d. h. Schlagader
• intraartikulär	in ein Gelenk

Operative Behandlung

Anästhesie	Schmerzausschaltung, Gefühllosigkeit, Betäubung
Lokalanästhesie	örtliche Schmerzausschaltung (Patient ist bei Bewusstsein); Formen: Oberflächen-, Infiltrations-, Leitungsanästhesie
Exstirpation	operative Entfernung eines Organs oder eines Tumors
Transplantation	Einpflanzung von Gewebe oder Organen (z. B. eigene Haut nach Verbrennungen, die fremde Niere oder das Herz eines Spenders)

Medizinische Fachsprache

Herkunft und Schreibweise. Der größte Teil der medizinischen Fachausdrücke stammt aus dem Griechischen und Lateinischen. An der zunehmenden Verwendung englischer Begriffe ist der Einfluss der angloamerikanischen Medizin erkennbar.

Die lateinische Sprache kennt kein „K", kein „Z" und keine Umlaute (Ä, Ö, Ü). Bei der Eindeutschung wird dann „C" zu „Z" oder „K" (Beispiel: carcinoma → Karzinom) und die entsprechenden Umlaute werden geschrieben. Die griechischen Fachbegriffe werden ebenso behandelt.

Die angloamerikanischen Begriffe werden nicht eingedeutscht, sondern so ausgesprochen wie im Englischen (Beispiel: bypass [baɪpɑs]). Aus diesem Sprachraum stammen auch viele Abkürzungen (Beispiele: DMP, COPD).

Im klinischen Sprachgebrauch geht es manchmal wild durcheinander: lateinische, griechische und englische Begriffe werden zu einem Fachbegriff kombiniert. Viele Begriffe werden dann noch bei verschiedenen Ärzten unterschiedlich geschrieben.

Beispiel: aortokoronarer Bypass (Abkürzung ACB)

aorto	koronarer	Bypass
Griech. Hauptschlagader	Lat. Kranz, Krone	Engl. Umleitung

Übersetzung: die Verengung eines Herzkranzgefäßes wird durch das Einsetzen eines neuen Gefäßes in die Aorta umgangen

Aufbau der Fachbegriffe. Medizinische Fachbegriffe können aus einer Vorsilbe, einem Wortstamm und aus einer Nachsilbe aufgebaut sein:

Vorsilbe	Wortstamm	Nachsilbe
Poly- Mehrfach	trauma Verletzung	
An- Verneinung	ämie Blut	
	Gastr- Magen	itis Entzündung
	Nephro- Nieren	pathie Erkrankung
Poly- Mehrfach	arthr- Gelenk	itis Entzündung

Die Vor- und Nachsilben wiederholen sich häufig. Zusammen mit dem Wortstamm geben sie dem Fachbegriff seine spezifische Bedeutung. Dies sollen die Beispiele der beiden folgenden Tabellen zeigen:

Vorsilbe	Bedeutung	Beispiel	Übersetzung
hyper-	über, übermäßig	Hypertonie	Bluthochdruck
hypo-	unter, unterhalb	Hypotonie	niedriger Blutdruck
ex-	heraus	Exzision	Herausschneiden (von Körpergewebe)
intra-	innen, in ... hinein	intravenös	in die Vene hinein
prä-	vor	Prävention	Vorsorge
post-	nach	postoperativ	nach der Operation
im-, in-	1. in, hinein 2. Verneinung	Implantation Injektion Inkontinenz	Einpflanzung Einspritzung Unfähigkeit, Harn/Stuhl zu halten
endo-	in, innerhalb	Endoskopie	Spiegelung von inneren Organen
a-, an-	Verneinung	Anästhesie	Schmerzausschaltung
poly-	viel, zahlreich	Polytrauma	Mehrfachverletzung
re-	zurück, wieder	Rehabilitation	Wiederherstellung
pro-	für, vor	Prognose	Vorhersage
anti-	gegen	Antibiotika	gegen Bakterien wirksame Medikamente

Nachsilbe	Bedeutung	Beispiel	Übersetzung
-itis	Entzündung	Hepatitis Arthritis	Leberentzündung Gelenkentzündung
-ose	chronische, degenerative Erkrankung	Arthrose Nephrose	Gelenkverschleiß chron. Nierenerkrankung
-algie	Schmerz	Neuralgie	Nervenschmerz
-om	Geschwulst	Myom Karzinom	Muskelgeschwulst Krebsgeschwulst
-ektomie	Herausschneiden	Appen-dektomie	operative Entfernung des Wurmfortsatzes
-skopie	Betrachtung	Gastroskopie	Magenspiegelung
-gramm	Geschriebenes	Elektro-kardiogramm	Aufzeichnung der Herzströme
-logie	Lehre	Gerontologie	Lehre vom Altern
-pathie	Erkrankung	Neuropathie	Erkrankung der Nerven
-gen	verursachend, auslösend	pathogen	krankmachend
-zid	abtötend	Suizid	Selbsttötung

Alphabetisches Fachwortverzeichnis

Lehrbuch Altenpflege

2., überarbeitete und erweiterte Auflage, 2014

Altenpflege ist ein anspruchsvoller Beruf mit wachsender Bedeutung und großer Verantwortung. Auszubildende in der Altenpflege benötigen:

- aktuelles, verlässliches Wissen
- Übersicht/Orientierung
- Verständlichkeit

Das **Lehrbuch Altenpflege** bietet dies. Alle Inhalte der dreijährigen Altenpflegeausbildung sind anschaulich in 14 Lernfelder gegliedert.
Lese- und Lernhilfen:

- Definitionskästen schaffen Klarheit, erleichtern das Lernen
- Tipps geben unentbehrliche Hinweise für die Praxis
- „Merke"-Kästen zum Üben und Verstehen
- Fallbeispiele verknüpfen Theorie und Praxis
- Wiederholungsfragen überprüfen und festigen das Gelernte
- rund 2.000 Abbildungen und Tabellen sorgen für Anschaulichkeit

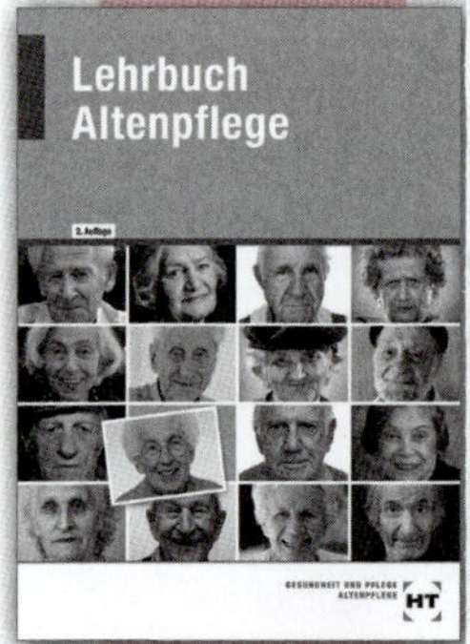

1360 Seiten,
mehrfarbig,
19 cm x 26 cm,
Hardcover,
978-3-582-0**4600**-0

Wegweiser Altenpflege

schnell richtig handeln in der Altenpflegepraxis

1. Auflage, 2014

Mit dem **Wegweiser Altenpflege** sind Pflegende in der Praxis bestens gerüstet: Auf den Punkt gebracht erfahren sie, was sie wissen wollen. Schnell richtig handeln lautet die Devise.
Und das bietet der Wegweiser Altenpflege:

- kompakte, übersichtliche Handlungsabläufe (mit Vorbereitung - Durchführung - Nachbereitung)
- Dokumentationshilfen zu allen Lebensaktivitäten (was - wann - wie)
- Expertenstandards - praxisnah integriert
- Kästen zum „Fokus Demenz"
- Kästen mit Infos, die auf keinen Fall übersehen werden dürfen

Der **Wegweiser Altenpflege** - ein Begleiter für alle, die im stressigen Altenpflege-Alltag professionell arbeiten und gute Leistungen bringen möchten.

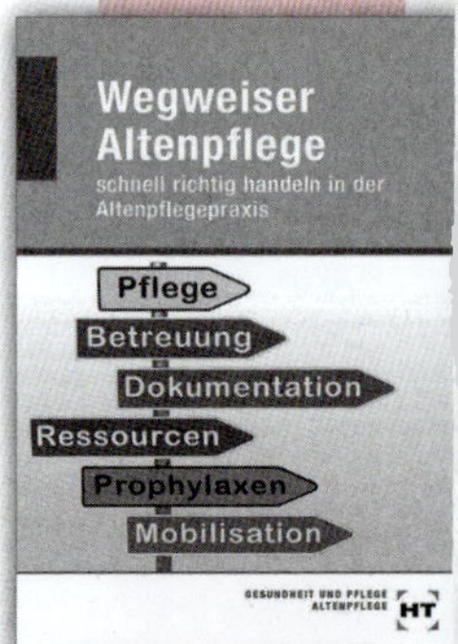

512 Seiten,
mehrfarbig,
12 cm x 18 cm,
Broschur,
978-3-582-0**4610**-9